Dʀ P. BIANQUIS

BISMUTH
& SYPHILIS

Étude Clinique
d'un dérivé BENZOÏQUE soluble
du BISMUTH

Dr P. BIANQUIS

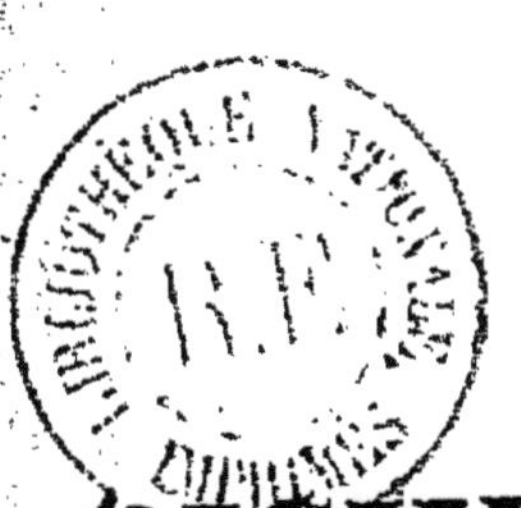

BISMUTH et SYPHILIS

Etude Clinique

D'UN

dérivé BENZOÏQUE soluble

du BISMUTH

INTRODUCTION

Une revue médicale[1] réunissait, l'an dernier sous forme d'enquête, les opinions des syphiligraphes les plus éminents au sujet du traitement de choix de la syphilis. Les uns, malgré les longs états de service du mercure, préconisaient l'emploi exclusif des arsénobenzènes ; certains, au contraire, rejetaient l'usage de ceux-ci pour demeurer fidèles au traitement par les seuls mercuriaux ; d'autres enfin, plus éclectiques, se déclaraient partisans du traitement mixte arsenico-mercuriel. La seule conclusion générale, semblait-il, à en tirer, était qu'on ne pouvait pas encore réduire la thérapeutique antisyphilitique à un spécifique unique mais que, jusqu'à plus ample informé, on ne devait écarter d'emblée ni les mercuriaux ni les arsénobenzols (ni même l'iodure), tous conservant leurs indications respectives.

Depuis lors un spécifique nouveau, le **Bismuth** a fait son apparition en clinique, sous plusieurs formes, et a affirmé son action antisyphilitique. Nous avons eu le privilège de suivre l'étude de l'action d'un de ses sels, dérivé benzoïque sodique, dans le service de Monsieur le docteur D. GRENET, médecin de l'hôpital Broca. Devant les résultats cliniques particulièrement heureux obtenus grâce à

---

1. Voir Bibliographie 21.

ce nouveau traitement par Monsieur le docteur H. GRENET et Monsieur le docteur H. DROUIN, Chef de Laboratoire, nous nous sommes proposés de consacrer ce court travail à son étude. Nous dirons les raisons pour lesquelles il nous semble supérieur à d'autres préparations bismuthiques employées dans le traitement de la syphilis, et nous publierons quelques observations prises sur des malades en traitement à l'hôpital Broca.

Est-ce à dire que nous voyons dès à présent le bismuth remplacer le mercure et l'arsenic ? Telle n'est certes pas notre opinion. Aucune raison théorique ne nous semble d'ailleurs pouvoir être invoquée en faveur d'un spécifique unique en chimio-thérapie. S'il ne faut pas s'encombrer d'une foule de médicaments (indice trop souvent de leur inefficacité respective), on ne doit délibérément écarter aucun remède actif. Dans le cas particulier de la syphilis, maladie à si longues échéances, une expérimentation s'étendant sur un grand nombre d'années pourrait seule permettre de conclure à une « stérilisation » véritable. Mais, dès aujoud'hui, en face d'un malade mercurio- et arsénio-résistant, ou devant un malade ne tolérant bien ni mercuriaux, ni arséno-benzols, le praticien serait trop heureux de pouvoir recourir à un autre spécifique qui, lui, serait peut-être facilement toléré et agirait où les autres ont échoué. *D'autres médecins, que la crainte d'accidents toxiques rend hésitants à appliquer les arsénicaux, seront certainement heureux d'avoir à leur disposition un autre médicament qui, avec des qualités de rapidité d'action analogues, ne présenterait pas les mêmes inconvénients.*

CHAPITRE I

Historique de la Bismuthothérapie dans la Syphilis

En 1889, BALZER [1], se proposant d'utiliser le bismuth dans le traitement de la Syphilis, en aborde l'étude expérimentale ; mais devant les accidents consécutifs à son emploi, en particulier devant la stomatite bismuthique, il renonce à l'utiliser en thérapeutique humaine.

En 1916, SAUTON et ROBERT [2], reprenant l'étude expérimentale sur des animaux, mettent en évidence l'action préventive et même curative du bismuth contre la spirillose des poules et envisagent son action possible contre les trypanosomiases, la fièvre récurrente et la syphilis.

En 1921 enfin les remarquables travaux de SAZERAC et LEVADITI [3] mettent définitivement en lumière l'action spécifique du bismuth contre la syphilis.

Dans leurs premières expériences sur des animaux, ces auteurs emploient le tartro-bismuthate de potassium et de sodium en solution aqueuse ; trop toxique pour être supporté par voie intra-veineuse, ce sel est bien toléré par le lapin en injections sous-cutanées, et son action se montre efficace contre les lésions syphilitiques. Par la suite les mêmes auteurs étudient l'administration du tartro-

1. Voir Bibliographie 1.
2. Voir Bibliographie 2.
3. Voir Bibliographie 3, 4, 5 et 6.

bismuthate de sodium et de potassium en suspension huileuse; ils notent qu'avec une toxicité moindre il se montre tout aussi actif qu'en solution aqueuse.

D'autre part ces auteurs étudient l'action d'autres préparations bismuthiques et font des essais de traitement par voie buccale (sans résultats notables), par voie anale (avec des résultats partiels), par application locale sous forme de pommade ou de poudre (avec des effets temporaires qu'ils proposent d'utiliser dans un but prophylactique).

Ils étudient l'action du *citrate de bismuth ammoniacal* en solution aqueuse par voie sous-cutanée; il se montre actif, mais plus toxique que le tartro-bismuthate.

Ils essayent le *lactate de bismuth soluble* en injection sous-cutanée et par voie buccale, puis le *sous-gallate de bismuth* dissous dans la soude normale, qui se montre actif mais très toxique; en suspension huileuse il est moins toxique tout en restant actif.

Ils essayent aussi *l'oxy-iodo-gallate de bismuth* en suspension huileuse qui se montre assez actif mais plus toxique aussi que le tartro-bismuthate.

Le tartro-bismuthate de potassium et de sodium leur paraissant le plus indiqué parmi les sels de bismuth envisagés et expérimentés sur le lapin, SAZERAC et LEVADITI l'essayent sur l'homme. Des essais de solution aqueuse font écarter cette forme à cause de la trop grande réaction locale. Le *tartro-bismuthate de potassium et de sodium en suspension huileuse*, par voie intra-musculaire, est finalement adopté par ces auteurs. Des malades atteints de syphilis primaire, secondaire et tertiaire sont mis en traitement d'abord par eux, puis par L. FOURNIER et GUENOT [1] et d'autres médecins. Les tréponèmes

1. Voir Bibliographie 7, 8, 9 et 10.

disparaissent rapidement des lésions ouvertes ;
celles-ci se cicatrisent en un court laps de temps ;
la réaction de Wassermann s'atténue et devient
négative, sinon après une première série d'injections, du moins, le plus souvent, après la seconde.
*Mais en regard de cette action curative on observe des
inconvénients ou des accidents assez fréquents ; phénomènes douloureux locaux, liséré gingival, stomatite,
parfois de l'albuminurie.*

A. MARIE et FOURCADE[1] étudient l'action du
tartro-bismuthate sur des syphilis nerveuses et con-
cluent à sa bonne influence « à la condition qu'il
s'agisse de manifestations localisées plutôt que de
syphilis diffuses du type P. G. avancées ».

AZOULAY[2] cherche à associer l'action de la quinine à celle du bismuth ; il emploie à cette fin de
l'iodo-bismuthate de quinine en suspension huileuse,
par injections intra-musculaires profondes. Il
signale une action antisyphilitique constante au
point de vue sérologique.

Le *salicylate de bismuth* en suspension huileuse
essayé par M. le professeur JEANSELME et ses col-
laborateurs[3], est abandonné par eux à cause des
réactions très accusées et prolongées que son
emploi provoque. La même raison leur fait abandonner l'emploi du tartro-bismuthate de potassium
et de sodium en suspension huileuse. Ils parent
à cet inconvénient en utilisant une solution de
tartro-bismuthate de potassium et de sodium en
liqueur gluco-phéniquée, préparée par POMARET.
Mais il devient alors indispensable de s'assurer
qu'aucune portion de la solution injectée dans le

---

1. Voir Bibliographie 11.
2. Voir Bibliographie 14.
3. Voir Bibliographie 16.

tissu musculaire ne puisse passer dans un vaisseau ouvert par l'aiguille.

En février 1922, H. GRENET et H. DROUIN communiquaient à l'Académie des Sciences[1] les premiers résultats obtenus par eux dans le traitement de la syphilis, grâce à l'emploi d'un *composé bismuthique de la série aromatique*[2]. C'est à l'étude de ce dérivé phénolique qu'est consacré ce travail.

Signalons enfin que l'action du bismuth administré non plus à l'état de sels, mais à l'état métallique, a également été étudiée soit sous la forme de *bismuth colloïdal*, soit sous celle de *bismuth précipité*, en suspension dans l'huile ou dans une solution isotonique. FOURNIER et GUENOT[3] ont publié les résultats cliniques obtenus par eux avec ce dernier produit qui se montre aussi actif que les sels insolubles tout en provoquant moins souvent des accidents buccaux.

En résumé, nous voyons que, depuis l'apparition encore récente du bismuth en thérapeutique antisyphilitique, un grand nombre de préparations ont été expérimentées. Mais la plupart des auteurs se sont attachés à l'étude des sels insolubles, acceptant peut-être trop facilement la condamnation prononcée contre les sels solubles, pour toxicité excessive, par Sazerac et Levaditi. C'est ce qui fait l'intérêt particulier du dérivé bismuthique étudié par H. GRENET et H. DROUIN, sel soluble assez peu toxique pour être toléré facilement même en injections intra-veineuses.

---

1. Voir Bibliographie 20.
2. Depuis lors une communication a été faite à l'Académie de Médecine sur l'emploi de ce dérivé bismuthique par MM. H. Grenet, H. Drouin et L. Richon : voir Bibliographie 22.
3. Voir Bibliographie 10.

En poudre, le dérivé bismutho-benzoïque sulfité présente une très grande stabilité. Sa solution aqueuse ou gluco-phéniquée est elle-même pratiquement très stable, et son emploi ne réclame nullement les précautions nécessaires au maniement des arsenicaux organiques.

B. Toxicité expérimentale

Les propriétés, *in-vitro*, du benzo-bismuth permettaient d'espérer qu'introduit dans l'organimse à doses convenables il y serait bien toléré. Sa toxicité fut donc étudiée sur des animaux de laboratoire. Des expériences furent faites en séries sur des cobayes et sur des lapins. Nous donnerons ici les résultats de ces expériences, et nous les comparerons à ceux obtenus avec l'emploi d'autres préparations bismuthiques, principalement avec l'emploi du tartro-bismuthate de potassium et de sodium.

Dans toutes les expériences que nous allons relater les doses employées seront indiquées en poids de bismuth métallique, seul terme possible pour l'étude comparative de la toxicité des différents produits bismuthiques.

Expériences sur des cobayes. — Les injections ont été faites dans le tissu sous-cutané de la cuisse en solution aqueuse de benzo-bismuth. Les expériences physiologiques sur les cobayes donnent des résultats sujets à de fortes variations. Cependant on peut en tirer une indication. Voici les résultats obtenus sur cinq cobayes, injectés le même jour avec cinq doses différentes de dérivé bismutho-benzoïque sulfité.

Cobaye 63. Poids = 780 gr.
Injection sous-cutanée de 0 gr. 03 de bismuth

métallique, soit 0 gr. 05 par kilogramme d'animal, sous forme de benzo-bismuth.

Résultats : mort en 24 heures.

Autopsie : congestion aiguë des poumons, du foie, des reins.

Cobaye 64. Poids = 530 gr.

Injection sous-cutanée, sous forme de benzo-bismuth, de 0 gr. 022 de bismuth métallique soit 0 gr. 04 de bismuth métallique par kilogramme d'animal.

2 jours après : bon état général. Poids = 500 gr.

5 jours après : mort.

Autopsie : congestion aiguë des viscères ; ascite.

Cobaye 65. Poids = 430 gr.

Injection sous-cutanée, sous forme de benzo-bismuth de 0 gr. 013 de bismuth métallique, soit 0 gr 03 par kilogramme d'animal.

2 jours après = bon état général. Poids = 420 gr.

5 jours après = bon état général. Poids = 420 gr. Survie.

Cobaye 66. Poids = 510 gr.

Injection sous forme de benzo-bismuth de 0 gr. 011 de bismuth métallique, soit 0 gr. 02 par kilogramme d'animal.

2 jours après = bon état général. Poids = 500 gr.

5 jours après = bon état général. Poids = 510 gr. Survie.

Cobaye 67. Poids = 420 gr.

Injection sous-cutanée de 0 gr. 025 sous forme de benzo-bismuth de 0 gr. 0042 de bismuth métallique, soit 0 gr. 01 par kilogramme d'animal.

2 jours après = bon état général. Poids = 500 gr.

5 jours après = bon état général. Poids = 490 gr. Survie.

En résumé, nous voyons que les doses de 0 gr. 01, 0 gr. 02, 0 gr. 03 de bismuth métallique par kilogramme ont été bien tolérées par les cobayes, sans amaigrissement sensible. A la dose de 0 gr. 04 la mort s'est produite en 5 jours, à celle de 0 gr. 05 en 24 heures.

Expériences sur les lapins. — Sur les lapins les expériences ont été faites par voie intra-veineuse.

L'injection intra-veineuse de benzo-bismuth ne produit pas chez le lapin de choc immédiat ni de mort rapide.

La dose de 0 gr. 01 de bismuth métallique par kilogramme d'animal est bien tolérée, sans amaigrissement notable.

La dose de 0 gr. 015 de bismuth métallique par kilogramme d'animal est suivie d'un amaigrissement progressif amenant la mort en 4 à 5 jours.

La dose de 0 gr. 02 de bismuth métallique par kilogramme d'animal provoque la mort en 24 heures environ. A l'autopsie on observe de la congestion aiguë des poumons, du foie et des reins, de l'épanchement pleural et de l'ascite.

La dose de 0 gr. 03 de bismuth métallique par kilogramme d'animal provoque la mort en moins de 12 heures. A l'autopsie on ne trouve qu'une congestion intense des poumons, du foie et des reins.

Mettons en face de ces résultats ceux signalés par SAZERAC et LEVADITI[1] avec l'emploi du tartro-bismuthate soluble en injections intra-veineuses sur des lapins également ;

Après injection de 0 gr. 005 de tartro-bismuthate, soit 0 gr. 0025 de bismuth métal, par kilogramme d'animal : mort en 7 jours.

1. Voir Bibliographie 6.

Après injection de 0 gr. 010 de tartro-bismuthate soit 0 gr. 003 de bismuth métal, par kilogramme d'animal : mort en 5 jours.

Après injection de 0 gr. 020 de tartro-bismuthate, soit 0 gr. 010 de bismuth métal, par kilogramme d'animal : mort en 2 jours.

Nous avons vu plus haut qu'aucune de ces doses n'est suivie de mort lorsque le sel employé est le benzo-bismuth. La dose de 0 gr. 01 de bismuth métal, sous forme de tartro-bismuthate, tue le lapin en 2 jours. La même dose, sous forme de benzo-bismuth, est bien tolérée, sans amaigrissement notable.

Les expériences sur des animaux de laboratoire avaient donc prouvé le degré de toxicité relativement faible du benzo-bismuth et sa tolérance par voie intra-veineuse. Tout faisait donc prévoir qu'il serait bien toléré par l'homme, même en injections intra-veineuses. L'événement le prouva.

C. Tolérance générale

Pour l'étude de la tolérance générale nous nous référons principalement aux injections intra-veineuses : qui prouve le plus, prouve le moins; nous verrons pourtant plus loin que la voie intra-musculaire a finalanent été adoptée mais pour des raisons étrangères à la toxicité du produit.

Les injections intra-veineuses de benzo-bismuth ne provoquent pas de réaction générale immédiate importante. On n'observe pas de modification notable du pouls, de la pression artérielle ou de la respiration. Un seul phénomène se produit parfois dès que la dose injectée dans la veine atteint 15 ou 20 ctgr. : le malade se plaint d'une douleur immédiate, vive, passagère, au niveau de la mâchoire. Ce

« choc dentaire », semble propre au bismuth : dans des essais antérieurs, datant de 1919, H. GRENET et H. DROUIN l'avaient déjà constaté en introduisant d'autres sels de bismuth dans les veines. Ce choc dentaire est vraisemblablement en rapport avec l'élimination quasi immédiate qui se produit au niveau des glandes salivaires et que l'on peut constater expérimentalement. Le choc dentaire ne se produit pas après les injections intra-musculaires

Les réactions générales ultérieures sont également réduites au minimum, qu'il s'agisse d'injections intra-veineuses ou d'injections intra-musculaires. Malgré l'élimination considérable de bismuth à son niveau, *le rein n'a jamais été touché.* Jamais nous n'avons obervé même de simple albuminurie, accident qui a été signalé par plusieurs auteurs avec l'emploi des sels insolubles de bismuth, en particulier du tartro-bismuthate. Une malade [1], ayant présenté du subictère et de l'albuminurie massive après un traitement mixte (cyanure et novarsénobenzol), fut mise au traitement bismuthique, dès que l'albuminurie eut cessé. Elle reçut 1 gr. 50 de benzo-bismuth sans le moindre inconvénient.

La stomatite est le grand inconvénient de la plupart des traitements par le bismuth ; bien des expérimentateurs ont renoncé à leur emploi à cause d'elle. Avec l'usage du benzo-bismuth aux doses moyennes (si l'on dépasse la dose de 0 gr. 04 de bismuth métal, elle peut se produire) nous avons vraiment vu cet inconvénient réduit au minimum. Nous en donnerons plus bas [2] une explication.

Chez les sujets à bonne dentition et à hygiène dentaire soigneuse, il ne se produit généralement rien

---

1. Cf. Observation XLIII, de notre thèse.
2. Cf. page 31.

au niveau de la muqueuse buccale. Chez les malades
à hygiène de la bouche insuffisante, on voit apparaître parfois un liseré gingival, gris bleuté, au
pourtour de la base des incisives inférieures. Rare-
ment enfin, nous avons observé de l'inflammation
véritable des gencives, et cela seulement chez des
individus présentant au préalable de la gingivite
tartrique ou des dents cariées. Des soins plus
minutieux, des applications locales de teinture d'iode
dédoublée font disparaître ces accidents, sans que,
fait capital, le traitement ait besoin d'être interrompu pour cela.

Malgré cette tolérance générale très grande, la
prudence exige, avant de mettre un malade au traitement, de le bien examiner, de rechercher l'albumine et le sucre dans ses urines, de faire mettre
au besoin sa dentition en bon état, et de lui prescrire des soins de bouche attentifs.

D. Tolérance locale

Localement la réaction provoquée par l'injection
intra-musculaire de benzo-bismuth est généralement nulle ou du moins minime.

Des injections faites en séries avec la solution
aqueuse ont été bien supportées par un grand nombre de malades. Toutefois devant la douleur ressentie par certains autres, l'injection en solution
gluco-phéniquée a été finalement adoptée. Nous
avons vu disparaître ainsi, ou presque, la réaction
douloureuse. Dans les cas rares, où elle se produit,
il faut de toute évidence faire la plus large part au
facteur individuel, qui reste imprévisible; comment
expliquer autrement que sur dix injections prati-
quées consécutivement sur dix malades avec la
même dose du même produit, dissoute dans la

même quantité de la même solution, l'une d'elles provoquera une réaction douloureuse chez un malade, alors que les neuf autres malades ne se plaindront de rien?

Dans ces cas isolés, il s'agit d'une douleur peu violente localisée au siège de la piqûre, ressentie immédiatement après l'injection, mais fugace; elle ne dure guère plus d'une demi-minute; jamais elle n'a été assez intense pour empêcher de continuer le traitement, ou même pour faire espacer davantage les dates des injections.

D'ailleurs, la tolérance parfaite du benzo-bismuth par le tissu cellulaire sous-cutané, autorise en cas d'intolérance par le muscle, de continuer le traitement par voie sous-cutanée, il est pour ainsi dire constant de voir alors les malades ne plus accuser aucune sensation pénible ni immédiatement ni dans les heures qui suivent l'injection.

D'autre part, la solubilité parfaite du benzo-bismuth évite toute formation de nodosités au siège des injections, tout enkystement de la substance injectée, toute infiltration durable de la région, ainsi que cela se voit trop souvent avec l'emploi des sels insolubles, tant mercuriels que bismuthiques.

E. Élimination

Le bismuth peut être facilement décelé, même en dilution très étendue, par le réactif de Léger.

Quelle que soit la préparation bismuthique injectée, le bismuth est retrouvé dans la salive, l'urine, les fèces, la sueur, la bile. D'autre part, il a été retrouvé dans le liquide céphalo-rachidien.

L'élimination par l'urine est surtout intéressante à étudier. L'étude de son rythme nous permet de

2

mesurer indirectement le rythme de l'imbibition de l'organisme par le produit injecté, et de régler les injections de façon à obtenir l'imprégnation continue, tout en évitant l'accumulation.

L'élimination du bismuth après injection du benzo-bismuth, produit soluble, est plus rapide que celle observée après des injections de produits insolubles. Avec ceux-ci il y a rapidement accumulation, et dès lors l'élimination n'est plus seulement fonction des dernières injections.

L'étude complète de l'élimination du bismuth après les injections de benzo-bismuth, entreprise par M. Robert Clément, interne en médecine de l'hôpital Broca, n'est pas encore terminée, ce qui nous interdit de donner des résultats numériques définitifs. Cependant, dès maintenant, nous pouvons tirer quelques indications des premières observations faites.

Après les injections intra-veineuses, l'élimination se produit plus rapidement qu'après les injections intra-musculaires. Elle atteint son maximum dans les urines dès la troisième ou quatrième heure après l'injection. C'est à l'élimination presque immédiate au niveau des glandes salivaires qu'on a attribué le phénomène douloureux décrit plus haut sous le nom de choc dentaire.

Après les injections intra-musculaires l'élimination est un peu plus tardive, mais encore beaucoup plus précoce qu'avec l'emploi des produits bismuthiques insolubles. Elle commence vers la deuxième heure, et atteint son maximum vers la douzième. Après quatre jours le bismuth est encore décelable dans les urines de façon notable.

L'élimination du bismuth par les urines s'accuse macroscopiquement par un dépôt noirâtre qui se forme dans le bocal quelques heures après l'émission des urines. Ce dépôt, constitué par du sulfure de bismuth, serait attribuable, pour L. Fournier et Guénot à la fermentation des urines.

L'élimination considérable de bismuth au niveau des reins n'a pas, jusqu'aujourd'hui, présenté d'inconvénients. Une malade[1] récemment atteinte d'albuminurie massive fut mise au traitement par le benzo-bismuth; son rein ne se montra nullement imperméable au bismuth et aucune réaction ne se produisit à son niveau.

1. Cf. Observation XLIII, p. 77 de notre thèse.

CHAPITRE III

Application pratique du Benzo-Bismuth dans le Traitement de la Syphilis

A. Avantage de la voie intra-musculaire

L'étude expérimentale du benzo-bismuth avait montré qu'il pouvait être toléré en injection intra-veineuses comme en injections sous-cutanées ou intra-musculaires. Ces diverses méthodes furent essayées cliniquement pour le traitement de la syphilis, mais les résultats pratiques concordèrent avec les raisons théoriques pour faire adopter finale-ment la voie intra-musculaire.

Une évolution assez générale semble d'ailleurs se dessiner actuellement parmi les syphiligraphes en faveur des méthodes intra-musculaires. Depuis l'ap-parition, il y a quelque quinze ans, des injections intra-veineuses dans la thérapeutique courante de la syphilis, un bel enthousiasme avait rallié en leur faveur un grand nombre de syphiligraphes. On en était arrivé à prescrire autant que possible les pré-parations solubles (arsenicales ou hydrargyriques), en injections intra-veineuses, réservant les injec-tions intra-musculaires pour les produits insolubles. Le praticien avait d'abord à sa disposition, pour le traitement d'assaut d'après certains auteurs, pour tout le traitement d'après d'autres, des produits solubles trop caustiques pour être tolérés dans le tissu musculaire, mais qui, emportés par le courant sanguin, attaquaient vigoureusement l'agent infec-tieux dans l'organisme m alade. Ensuite les produits

insolubles étaient injectés dans le tissu musculaire
où ils constituaient une sorte de réserve qui main-
tenait l'organisme sous une action thérapeutique
constante.

Mais l'expérience a montré que ces deux méthodes
avaient des inconvénients graves.

**Inconvénients des injections intra-vei-
neuses.** — Malgré toutes les précautions prises, les
injections intra-veineuses comportent des risques,
d'ailleurs imprévisibles le plus souvent. Immédiatement ce peut être un phénomène de choc humoral
de l'ordre des colloïdo-clasies étudiées par Widal;
avec les arsenicaux ce peut être une *crise nitritoïde*,
que l'on peut rapporter à l'insuffisante alcalinisa-
tion du produit injecté (Milian) ou à un choc phénolique (Janselme et Pomaret), mais dont la réalité
est certaine et les effets souvent graves. Ces accidents sont relativement rares, il est vrai, mais la
crainte qu'ils inspirent a du moins pour effet d'obli-
ger à la prudence et d'empêcher l'usage de doses
immédiatement élevées et rapprochées pour le
premier traitement de la maladie. Et si ces accidents sont le plus souvent évités, d'autres, plus tardifs, le sont peut-être plus difficilement. Si le produit
injecté est toxique et caustique (comme le 606 ou 914
par exemple) ou simplement caustique (comme le
cyanure), on peut se demander avec L. BROCQ[1] si
ce produit «... rapidement porté par le courant
sanguin au contact d'organes fragiles et dont
l'intégrité est essentielle au bon fonctionnement
de l'économie, est vraiment dépourvu à leur égard
de toute action modificatrice et cela chez tous les
sujets ? »

1. Voir Bibliographie 18.

Admettons même qu'après avoir évité les accidents immédiats on n'ait pas à redouter les accidents tardifs : reste à savoir si l'action thérapeutique de l'injection intra-veineuse est supérieure à celle de l'intra-musculaire ou simplement plus rapide (pour le même produit). Nous ne pouvons connaître la dose de corps actif vraiment utilisé par l'organisme. Mais l'étude de l'élimination nous permet indirectement de contrôler l'absorption du produit injecté. Or, entre l'élimination après l'injection intra-veineuse et l'élimination après l'injection intra-musculaire d'un produit soluble, la différence de délais est de l'ordre des heures ; c'est dire que thérapeutiquement la différence est sans valeur.

D'ailleurs au début de l'introduction des arséno-benzènes dans la thérapeutique antisyphilitique, Ehrlich avait préconisé la voie intra-musculaire ; la voie intra-veineuse, adoptée ensuite pour le 606 et le 914, n'était, en dépit des apparences, qu'un pis-aller, rendu nécessaire par les réactions locales que provoquait leur injection sous-cutanée ou intra-musculaire. Cependant, grâce à différents procédés, certains auteurs préconisaient l'injection sous-cutanée ou intra-musculaire (Sicard, Minet, Poulard) et dernièrement Pomaret réalisait un amino-arséno-phénol (132) utilisable par voie intra-musculaire.

Inconvénients des injections intra-musculaires de produits insolubles. — Ils comprennent des accidents immédiats, des accidents locaux plus ou moins retardés, et des inconvénients généraux.

Le seul accident immédiat à craindre est le passage d'une portion de la préparation injectée dans un vaisseau ouvert par l'aiguille. Une technique soigneuse permet de l'éviter. Toutefois les injections intra-musculaires n'étant pas toujours faites par des médecins, mais souvent par des mains plus ou moins expérimentées, on a pu voir, avec l'huile grise par exemple, des embolies graisseuses qui provoquent, sinon des accidents graves, du moins des malaises passagers.

Localement les injections intra-musculaires de produits insolubles sont fréquemment suivies d'enkystement, d'infiltration durable de la région, de formation de nodosités, accidents sans gravité qui font pourtant refuser par certains malades la continuation du traitement. Mais il ne s'agit pas là seulement de phénomènes réactionnels ; il se produit une véritable accumulation du produit injecté au sein du tissu musculaire, accumulation qui a pu être constatée radiologiquement (pour les sels métalliques) et qui peut avoir des conséquences plus lointaines et plus graves. « Nous n'insisterons pas, écrit L. BROCQ[1], sur les accidents si graves, parfois mortels, qui peuvent survenir brusquement chez des sujets traités par cette méthode, lorsque sous des influences diverses, telles que les traumatismes, les réserves métalliques déposées dans les tissus deviennent brusquement actives en quantités considérables. »

Au point de vue de l'activité thérapeutique elle-même, l'usage des sels insolubles en injections intra-musculaires semble également sujette à caution. Si l'on sait la dose injectée dans le muscle, on ignore la dose résorbée et la dose momentanément immobilisée au siège même de la piqûre. Ainsi a-t-on vu le traitement par l'huile grise réserver des surprises. « La méthode de mercurialisation de l'organisme, écrit encore L. BROCQ[2], est à

1. Voir Bibliographie 15.
2. Voir Bibliographie 15.

notre avis le plus déplorablement infidèle. Elle produit parfois des effets merveilleux ; plus souvent ses effets sont médiocres ; ils peuvent être absolument nuls ».

Avantages des injections intra-musculaires de sels solubles. — Les considérations précédentes nous invitent donc à écarter, d'une part la voie intra-veineuse, d'autre part les produits insolubles. *Le traitement d'élection sera constitué, nous semble-t-il, par des injections intra-musculaires d'un produit soluble, non caustique, peu toxique, et, bien entendu, aussi actif que possible.*

Le produit injecté devra être aussi peu toxique que possible : il sera même bon qu'il soit toléré par voie intra-veineuse ; on n'aura plus à craindre le passage accidentel dans un vaisseau d'une partie de la dose injectée. Plus tard on aura moins de chances de voir apparaître de l'albumine, de l'ictère.

Le produit injecté devra être aussi peu caustique que possible : il sera bon qu'il puisse être supporté, à titre expérimental sans véhicule analgésique, par voie sous-cutanée ; on n'aura plus à craindre de voir l'aiguille abandonner une partie du produit dans le tissu cellulaire sous-cutané ; il n'y aura plus possibilité d'eschare, superficielle ou profonde.

Il faudra enfin, que le produit actif soit soluble et injecté en plein tissu musculaire. Son absorption sera un peu plus lente que par voie intra-veineuse, et partant plus certaine, son excrétion sera moins rapide. Son action pourra néanmoins être plus vigoureuse, pour un traitement d'attaque par exemple, les injections intra-musculaires pouvant être au début rapprochées et renforcées, sans que l'on ait à craindre les mêmes accidents qu'avec les injections intra-veineuses. D'autre part, pour le traitement d'entretien, l'action thérapeutique continue par imprégnation de l'organisme sera obtenue plus régulière et plus sûre avec les produits solubles qu'avec les insolubles. Il suffira pour cela de proportionner la fréquence des injections au rythme de l'élimination. Il s'en suivra forcément que les injections de sels solubles devront être plus rapprochées que celles de produits insolubles; nous n'y voyons que des avantages, et la méthode nous semble plus scientifique qui fait conserver la réserve de produit actif en des ampoules dosées, plutôt que de la celer au sein du tissu musculaire d'où elle se répandra dans l'organisme selon un rythme parfois trop fantaisiste.

Enfin, il faut noter à l'actif des injections intra-musculaires en général que les doses de produits solubles par cette voie sont inférieures, à activité égale, aux doses des mêmes produits par voie intra-veineuse : l'expérimentation et la clinique l'ont démontré pour l'emploi des arsenicaux et l'on a pu en conclure que la voie intra-musculaire favorise, plus que l'intra-veineuse, la transformation en dérivés spirillicides.

B. Avantages et inconvénients du benzo-bismuth

Au point de vue thérapeutique, le benzo-bismuth présente d'une part des caractères communs à d'autres produits à base de bismuth, d'autre part des caractères qui lui sont propres.

En commun avec d'autres produits bismuthiques employés en thérapeutique antisyphilitique (tartro-bismuthate, iodo-bismuthate de quinine, bismuth métallique en suspension huileuse, etc., etc.), le benzo-bismuth possède un pouvoir spécifique contre l'infection syphilitique. Cette action est comparable à celle des arsénobenzènes; comme eux le bismuth blanchit rapidement le malade et négative les réactions sérologiques. Mais, il a, sur les arséno-benzènes, l'avantage de sa faible toxicité à doses thérapeutiques comparables. Le bismuth ne provoque pas d'accidents analogues aux crises nitroïdes, et son emploi n'est pas suivi d'apparition d'ictère, comme cela se voit relativement souvent au cours de traitements arsenicaux.

Le bismuth partage-t-il avec le mercure son action profonde et durable sur l'infection syphilitique? Seule une expérimentation plus longue permettra de le dire. Mais l'expérience actuelle semblerait le faire pressentir. Des malades traités par une ou deux séries d'injections bismuthiques ont pu être laissés ensuite sans traitement et sans qu'apparaissent de nouveaux accidents ou que fléchisse la réaction de Wassermann.

Mais, en plus de ces qualités générales, communes à d'autres produits bismuthiques, le benzo-bismuth en possède qui lui sont propres. Elles sont dues à ce qu'il est un SEL SOLUBLE, PEU TOXIQUE ET NON CAUSTIQUE.

Sa *solubilité* évite tous les inconvénients des injections de sels insolubles, inconvénients que nous avons passés en revue plus haut. Nous croyons que c'est aussi à sa solubilité qu'il doit sa très faible tendance à provoquer de la stomatite. Avec les produits insolubles (tartro-bismuthate en suspension huileuse, iodo-bismuthate de quinine, bismuth métallique, etc), il se produit une accumulation de bismuth dans l'organisme; chaque nouvelle injection accroît cette réserve, jusqu'au moment où apparaît la stomatite, symptôme d'intolérance. Avec le benzo-bismuth l'action continue par l'imprégnation de l'organisme est également obtenue, mais, seulement grâce à des doses successives et rapprochées; l'élimination empêche l'accumulation et le seuil de tolérance n'est pas dépassé.

Le benzo-bismuth est *moins toxique*, à doses égales de bismuth métallique, que d'autres produits tels que le tartro-bismuthate. Sa tolérance par voie intra-veineuse le prouve de façon certaine. La voie intra-veineuse a été finalement écartée à cause des résultats thérapeutiques nettement inférieurs à ceux obtenus avec la méthode intra-musculaire. L'élimination d'ailleurs est si rapide après les injections intra-veineuses que l'action du produit injecté ne peut être que momentanée et peu profonde. Toutefois cette possibilité d'injections intra-veineuses supprime le gros inconvénient que présente l'emploi du seul autre sel soluble de bismuth actuellement utilisé en clinique, le tartro-bismuthate en solution gluco-phéniquée (Janselme et Pomaret) : de graves accidents sont en effet possibles si, au cours de l'injection intra-musculaire de ce sel, une technique défectueuse fait pénétrer la solution dans un vaisseau ouvert par l'aiguille. Le benzo-bismuth est assez peu caustique pour être toléré en *injections sous-cutanées*. On évite ainsi toute inflammation locale, toute formation d'eschare, superficielle ou profonde.

Les inconvénients du benzo-bismuth sont vraiment de peu de gravité. Ils se réduisent à une douleur locale passagère au moment de l'injection chez certains malades, un liseré gingival et parfois un peu de stomatite chez les sujets à mauvaises dentition.

C. Mode d'emploi et posologie

Nous ne décrirons ici que l'administration du benzo-bismuth par voie intra-musculaire, ou sous-cutanée, mode qui a donné les meilleurs résultats thérapeutiques et a finalement été adopté en règle générale.

Avant et après l'injection. — L'injection peut être pratiquée à un moment quelconque de la journée. Le malade n'a besoin d'introduire aucune modification dans l'horaire de son travail ou celui de ses repas.

Instrumentation. — Elle est réduite au strict minimum : une seringue ordinaire en verre et une aiguille de 5 à 6 centimètres de longueur.

Injections. — La dose de produit à injecter (10, 20 ou 30 centigrammes) est dissoute à froid dans 1 cm. environ de la solution suivante :

> Glucose, 10 grammes.
> Acide phénique neigeux, 1 gramme.
> Eau distillée, 100 cent. cubes.

La solution jaune limpide obtenue est aspirée dans la seringue.

L'aiguille est enfoncée profondément dans la région choisie, préalablement antiseptisée. La zone d'élection est la région fessière haute, au-dessus de l'horizontale passant par le sommet du pli inter-fessier ; on évite le nerf sciatique, les rameaux du nerf fessier supérieur, et la partie inférieure de la fesse, sur laquelle s'assied le malade.

La seringue est adaptée à l'aiguille mise en place ; l'injection est poussée lentement. L'aiguille est retirée.

Nous avons vu précédemment que les caractères

propres au benzo-bismuth (faible toxicité, solubilité parfaite) rendaient absolument inoffensif tout incident possible au cours de l'injection intra-musculaire : passage d'une partie du produit injecté dans le tissu sous-cutané ou dans un vaisseau ouvert par l'aiguille.

Pour l'injection sous-cutanée, la technique et le lieu d'élection sont les mêmes, l'aiguille doit simplement être enfoncée un peu moins profondément.

Posologie. — Il est bien entendu que tout traitement reste susceptible d'adaptation au malade à traiter ou aux accidents qu'il présente. Le traitement normal peut être réglé actuellement de la façon suivante :

Traitement d'attaque : une série de quinze ou vingt injections ainsi réglées :
Une injection de 0 gr. 20 trois fois par semaine, jusqu'à concurrence du nombre voulu d'injections.

Traitement de consolidation : Après quinze jours de repos, seconde série de quinze ou vingt injections de 0 gr. 20 ; une injection deux ou trois fois par semaine.

Traitement d'entretien : Il dépendra de l'évolution des lésions, du stade de la maladie, de la réaction de Wassermann. Il consistera en séries de quinze injections de 0 gr. 20, que l'on pourra répéter après trois semaines de repos entre chaque série. Les périodes de repos seront de plus en plus longues au fur et mesure que vieillira l'infection.

Traitement prophylactique. — Quand le traitement prophylactique sera possible, avant l'apparition du chancre, il consistera en cinq ou six injections de 0 gr. 20, à raison de trois injections par semaine.

Il sera contrôlé par la clinique et la réaction de Wassermann.

Nous avons pratiqué des doses supérieures à celle de 0 gr. 20 de benzo-bismuth (0 gr. 04 de bismuth métallique). La dose de 0 gr. 30 (0 gr. 06 de bismuth métallique) peut être utilisée comme dose forte, mais la stomatite peut alors apparaître.

CHAPITRE IV

Application clinique du Benzo-Bismuth dans le Traitement de la Syphilis primaire

Nota. — Toutes les observations sur lesquelles est basé le présent travail ont été prises sur des malades en traitement à l'hôpital Broca; les uns étaient hospitalisés, les autres, fréquentaient le dispensaire A. Fournier. Parmi ces derniers, surtout, il en est beaucoup qui, dès leurs accidents disparus, deviennent irréguliers ou même ne reviennent plus; ceci explique qu'un certain nombre d'observations n'indiquent pas, jusqu'à la date actuelle, l'évolution de la maladie. Les malades qui ne reviennent pas à la consultation du dispensaire, d'ailleurs, sont le plus souvent des malades qui n'ont plus d'accidents.

La réaction de Bordet-Wassermann est notée suivant l'échelle colorimétrique de Vernes :

H8, H7 = réaction négative.
H6 = réaction douteuse.
H5 = réaction faiblement positive.
H4, H3, H2, H1, H0 = réaction positive.

Les doses employées sont indiquées en poids de benzo-bismuth dont la teneur en bismuth métallique est de 20 0/0.

Notre statistique porte sur douze observations de syphilis primaire (chancre; Wassermann négatif). Nous donnons le détail d'un cas type, nous y ajoutons une observation de syphilis acquise chez un nourrisson et deux observations de traitement prophylactique.

Après avoir présenté les observations, nous en tirerons les enseignements qu'elles nous semblent contenir.

OBSERVATION I[1]   (dossier 62-1)

Al..., Eugène, 27 ans.

7 décembre 1921. Chancre induré du gland, apparu depuis quelques jours. Pas de pléïade ganglionnaire.

Traitement. — Du 7 au 22 décembre 1921, 4 injections intra-musculaires de benzo-bismuth $(0\,gr.\,15 \times 4 = 0\,gr.\,60)$. Interrompu du 22 décembre 1921 au 14 janvier 1922 parce que le malade atteint de blennorrhagie fait une orchite. Du 14 janvier au 15 février, onze injections intra-musculaires de benzo-bismuth $(0\,gr.\,15 \times 11 = 1\,gr.\,65)$.

Du 3 mars au 15 avril 1922 : seconde série de quinze injections intra-musculaires de benzo-bismuth $(0\,gr.\,15 \times 15 = 2\,gr.\,25)$.

Du 10 mai au 24 juin troisième série $(0\,gr.\,20 \times 15 = 3\,gr.)$.

Du 1er septembre au 30 septembre quatrième série $(0\,gr.\,20 \times 10 = 2\,gr.)$.

Résultats. — Le 25 décembre, après quatre injections cicatrisation du chancre, aucun accident secondaire. Le Wassermann s'est maintenu négatif (voir la courbe, fig. 1).

Wassermann. — 7 décembre 1921, $W = H^7$
25 janvier 1922, $W = H^8$
25 février 1922, $W = H^8$
3 mars 1922, $W = H^8$
30 avril 1922, $W = H^8$
7 juillet 1922, $W = H^8$
29 août 1922, $W = H^8$

OBSERVATION III   (dossier E-10)

G..., Gisèle, 5 mois.

7 avril 1922. — L'enfant est présenté à la consultation

1. Les numéros de nos observations se rapportent à ceux de notre thèse. « Du traitement de la Syphilis par un dérivé benzoïque soluble du bismuth en injections intra-musculaires. Le Gall, éditeur, Paris, 1922. » Nous n'avons pas cru utile d'en publier à nouveau le texte complet, afin d'éviter d'inutiles redites.

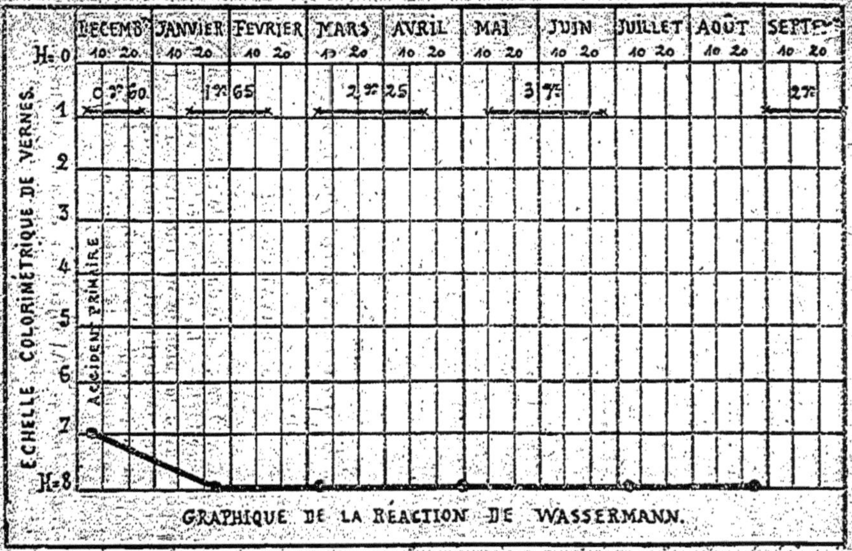

Fig. 1. — Observation I.

des maladies de peau pour un impetigo généralisé de la face et du cuir chevelu. On remarque, au milieu, des éléments impetigineux, une ulcération à bords arrondis, située au centre de la joue droite. A droite aussi, grosse adénopathie sous-maxillaire, semblant indolore. L'examen à l'ultra-microscope révèle la présence de tréponèmes à la surface de l'ulcération de la joue. Aucun accident cutané sur le corps. Bon état général.

Il s'agit d'une syphilis acquise accidentellement chez un enfant de cinq mois; l'examen clinique et sérologique de ses parents est resté négatif.

Traitement. — Du 7 avril au 15 mai 1922, treize injections intra-musculaires de benzo-bismuth, par doses progressives de 0 gr. 01 à 0 gr. 075; au total 0 gr. 65.

Résultats. — Le chancre avait notablement diminué à la troisième injection, il était cicatrisé à la septième.

L'enfant a bien supporté le traitement, bon état général.

Deux observations
de traitement prophylactique

OBSERVATION XIII

Mlle R..., 19 ans, (amie du malade : observation IX). 28 février 1922. — La malade déclare avoir eu des rapports avec le malade de l'observation IX, il y a quinze jours. Celui-ci était alors porteur d'un chancre érosif du prépuce; il n'avait suivi aucun traitement. L'examen clinique de la malade ne révèle rien : $W = H^8$

Traitement. — Six injections intra-musculaires de 0 gr. 20 de benzo-bismuth, une injection tous les deux jours.

Résultats. — Malade surveillée depuis lors. Aucun accident. $W = H^8$ (Après 5 mois).

OBSERVATION XIV

Mme H..., 45 ans.

10 mars 1922. — La malade a eu des rapports, il y a trois semaines, avec son mari, porteur d'un chancre induré du frein. Examen clinique et Wassermann négatifs.

Traitement. — Six injections intra-musculaires de 0 gr. 20 de benzo-bismuth, une injection tous les deux jours.

Résultats. — Malade surveillée depuis lors. Aucun accident. $W = II^8$

Discussion des Résultats obtenus dans le Traitement de la Syphilis primaire

L'examen d'ensemble de nos observations nous permet de faire les constatations suivantes :

Action sur les tréponèmes au niveau du chancre. — Les tréponèmes ont disparu 48 heures après la première injection (Obs. III et XI)[1].

Action sur le chancre. — L'aspect se modifie favorablemement, en général, dès la 2me injection. La cicatrisation complète est obtenue, en moyenne, en huit ou dix jours. Dans deux cas (Obs. IV et V) elle a été obtenue avant la troisième injection.

Action sur l'adénopathie. — Le bismuth semble beaucoup plus rapidement que l'arsenic, faire régresser l'adénopathie. Elle disparaît souvent au

---

1. Voir note 1, p. 32.

cours de la 1re série d'injections (Obs. III, IV, VI, VIII).

Action sur la réaction de Wassermann. — Le résultat obtenu a jusqu'ici été constant : chez les syphilitiques primaires traités alors que la réaction de Wassermann est encore négative, celle-ci le resté, et cela 10 mois après le début de l'infection (Obs. I.)

Action sur l'évolution de la maladie. — Le résultat est également constant avec le traitement *par injections intra-musculaires* : nous n'avons pas vu apparaître d'accidents secondaires chez les syphilitiques traités à la période primaire.

Action du traitement par voie intra-veineuse. — Les observations XI et XII illustrent ce que nous avons dit plus haut des mauvais résultats cliniques obtenus par l'emploi des injections intra-veineuses.

Le malade de l'observation XII fut mis, en période primaire, au traitement par injections intra-veineuses de benzo-bismuth. Au 14e jour du traitement, après six injections, apparaissaient une roséole et des plaques muqueuses scrotales; ces accidents régressaient les jours suivants, tandis que l'on continuait les injections intra-veineuses. Mais, un mois après la fin de cette première série apparaissait une roséole de retour. Cette fois le malade reçut des injections intra-musculaires, et les accidents disparurent définitivement.

Tolérance chez les enfants. — L'observation X relate le traitement d'un accident primaire chez un enfant de cinq mois. Les doses de 0 gr. 01 à 0 gr. 075 de benzo-bismuth (dose totale de la série : 0 gr. 65), furent bien tolérées et se montrèrent efficaces.

Traitement prophylactique. — Le traitement prophylactique dans deux cas (Obs. XIII et XIV) s'est montré efficace; aucun accident n'est apparu et la réaction de Wassermann n'a pas présenté de tendance à devenir positive.

Stomatite bismuthique. —Parmi les 14 malades dont les observations précèdent, un seul (Obs. VII) a présenté une réaction gingivale pendant le traitement. Encore n'était-ce qu'une inflammation diffuse de la gencive inférieure, qui n'a pas nécessité l'arrêt du traitement.

CHAPITRE V

Application clinique du Benzo-Bismuth dans le Traitement des Syphilis secondaire et tertiaire

Notre statistique porte sur vingt-neuf observations de syphilis secondaire, une observation d'accidents arsénio-mercurio-résistants cicatrisés par le bismuth, deux observations de syphilis tertiaire, une observation de Wassermann résistant négativé par le bismuth.

Après avoir présenté quelques-unes de ces observations, nous discuterons les enseignements susceptibles d'en être tirés.

OBSERVATION XVI   (dossier 62-5)

C..., Robert, 27 ans.

23 janvier 1922. — Accident primitif ignoré. Actuellement le malade présente des syphilides papulo-croûteuses au-dessus de la racine du nez et au sourcil gauche (fig. 2). Pas d'autres accidents.

Traitement. — Du 25 janvier au 17 mars 1922, vingt injections intra-musculaires de benzo-bismuth (0 gr. 20 × 20 = 4 gr.).

Résultats. — Le 2 février, après quatre injections, les syphilides étaient très affaissées; il ne restait qu'une légère infiltration sur le sourcil gauche (fig. 3).

Le 6 février, à la sixième injection, on constate la disparition complète des accidents.

Wassermann. — 7 mars 1922, W = III

OBSERVATION XIX   (dossier 62-10)

B..., Berthe, 35 ans.

8 février 1922. — La malade se présente à la consultation des maladies de la peau pour des ulcérations de la face palmaire de la main gauche au niveau du 4ᵉ métacarpien, et de la face externe de l'annulaire droit au niveau de la 1ʳᵉ phalange (fig. 4). De plus, depuis 5 mois, la malade se plaint d'une angine rebelle : on trouve à l'examen une ulcération du pilier antérieur droit (à ce niveau l'ultra-microscope révèle la présence de tréponèmes). Enfin la malade présente des ulcérations syphilitiques à la face interne de la jambe gauche et à la face interne de la cuisse droite.

Accident primitif passé inaperçu. Plaques muqueuses vulvaires en septembre 1921. A cette époque la malade a été traitée en ville par 24 injections intra-musculaires (de mercure?)

Traitement. — Du 8 février au 10 mars, 15 injections intra-musculaires de benzo-bismuth (0 gr. 20 × 15 = 3 gr.).
Reprise du traitement le 1ᵉʳ avril 1922.

Résultats. — Après quatre injections, le 15 février 1922, on note une amélioration très notable de la lésion palmaire.

A la fin de la 1ʳᵉ série toutes les lésions sont cicatrisées (fig. 5).

Wassermann. — 29 mars 1922, W = H8

OBSERVATION XXIV *bis*   (dossier 62-2)

C..., Elise, 22 ans.

8 décembre 1921. — Roséole datant de 15 jours, quelques éléments surélevés, desquamant légèrement. Prurit. Eruption siégeant sur la face et le tronc. Aux grandes lèvres, petites érosions arrondies, douloureuses, dont l'une est un peu indurée. Petits ganglions durs, indolores, aux deux aines. Céphalée nocturne. Amygdalite; adénopathie cervicale.
Wassermann = H3.

Traitement. — Du 9 au 12 décembre, deux injections

de benzo-bismuth (0 gr. 10 × 2 = 0 gr. 20). Interruption du traitement pour mariage.

En janvier 1922, dix injections de dérivé bismutho-benzoïque sulfité (0 gr. 20 × 10 = 2 gr.).

Du 17 février au 12 mars, douze injections de benzo-bismuth (0 gr. 20 × 12 = 2 gr. 40).

Du 2 mai au 10 juin, 13 injections (0 gr. 20 × 13 = 2 gr. 60)

Du 10 juillet au 12 août dix injections (0 gr. 20 × 10 = 2 gr.)

Résultats. — Les accidents se sont cicatrisés et ont disparu au cours de la 1re série d'injections. Depuis lors pas d'accident.

$$\text{Wassermann (voir la courbe, fig. 10)}$$

9 décembre 1921	$W = H^2$
9 janvier 1922	$W = H^0$
24 février	$W = H^2$
5 avril	$W = H^8$
2 mai	$W = H^8$
15 juin	$W = H^8$
12 août	$W = H^8$
29 novembre	$W = H^8$

OBSERVATION XXXIII

M... Gaston, 45 ans (mari de la malade. Obs. XXXIV).

13 mars 1922. — Le malade se présente à la consultation avec une éruption généralisée, formée d'éléments de types divers, papuleux, pustuleux, croûteux, certains à type varioloïde, siégeant en grand nombre sur le dos (fig. 6), la face, le front, le crâne, le cou. Cette éruption date d'un mois; le malade a vu plusieurs médecins dont un, devant une telle éruption, a pu penser à la variole, dont aucun n'a fait le diagnostic de syphilis. A l'examen du malade on trouve un chancre de la verge, à base indurée, siégeant au niveau du frein, infecté secondairement, et dont le début remonte à quatre mois. Le malade présente de plus des ganglions épitrochléens roulant sous le doigt.

Le malade déclare que sa femme présente une éruption analogue à la sienne. Elle vint le lendemain à la consultation (voir observation XXXIV).

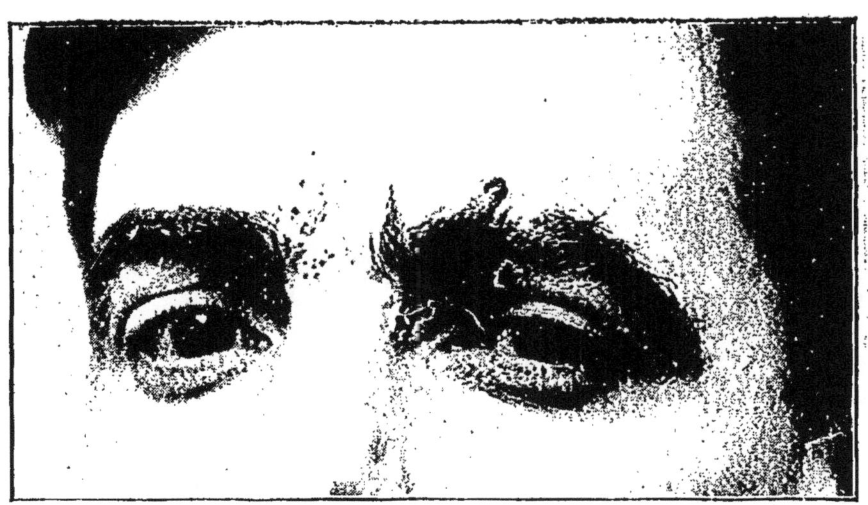

Fig. 2. — Observation XVI.
Syphilides papulo-croûteuses.

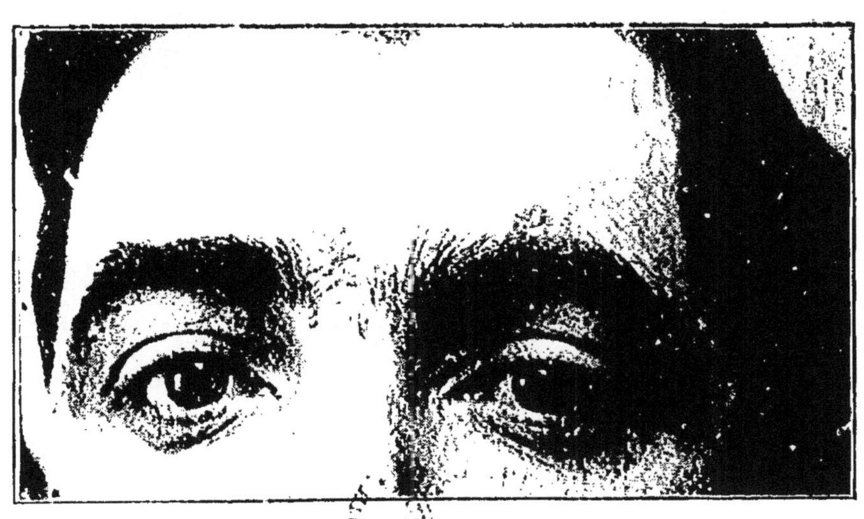

Fig. 3. — Observation XVI.
Même malade après quatre injections de benzo-bismuth.

***

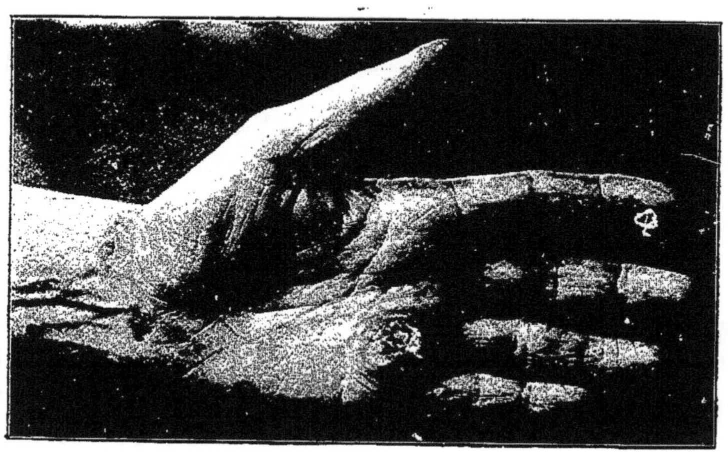

Fig. 4. — Observation XIX.
Syphilides secondaires malignes.

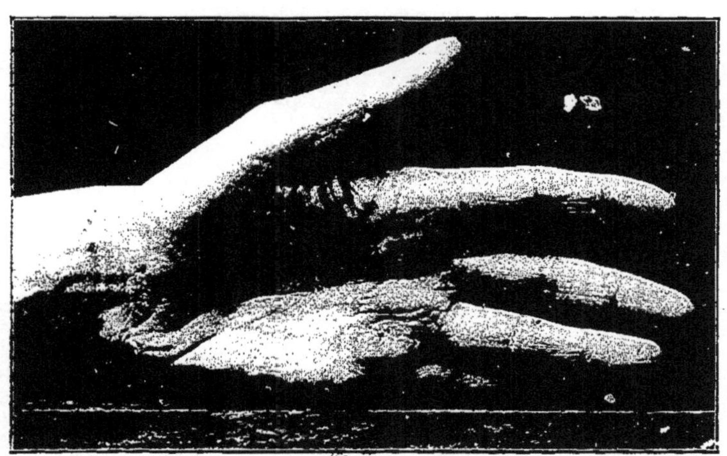

Fig. 5. — (Observation XIX.
Même malade après sept injections de benzo-bismuth.

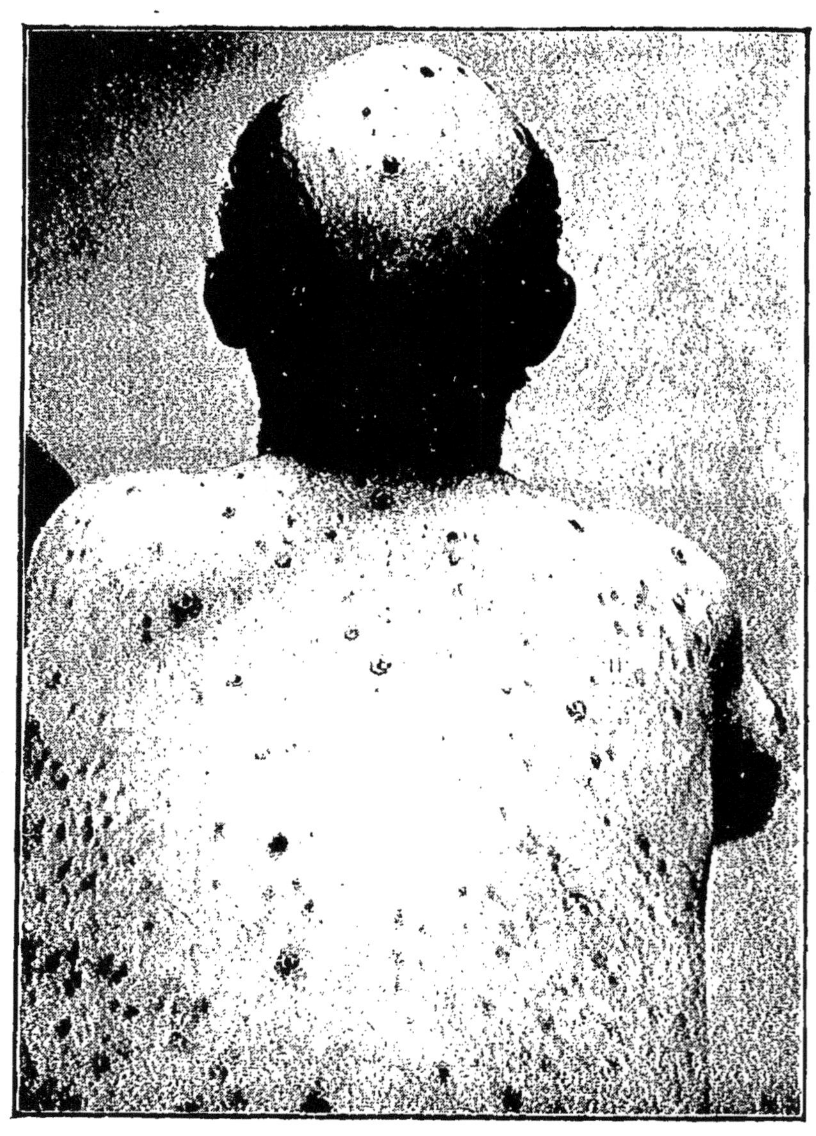

Fig. 6. — Observation XXXIII.
Syphilides secondaires malignes généralisées.

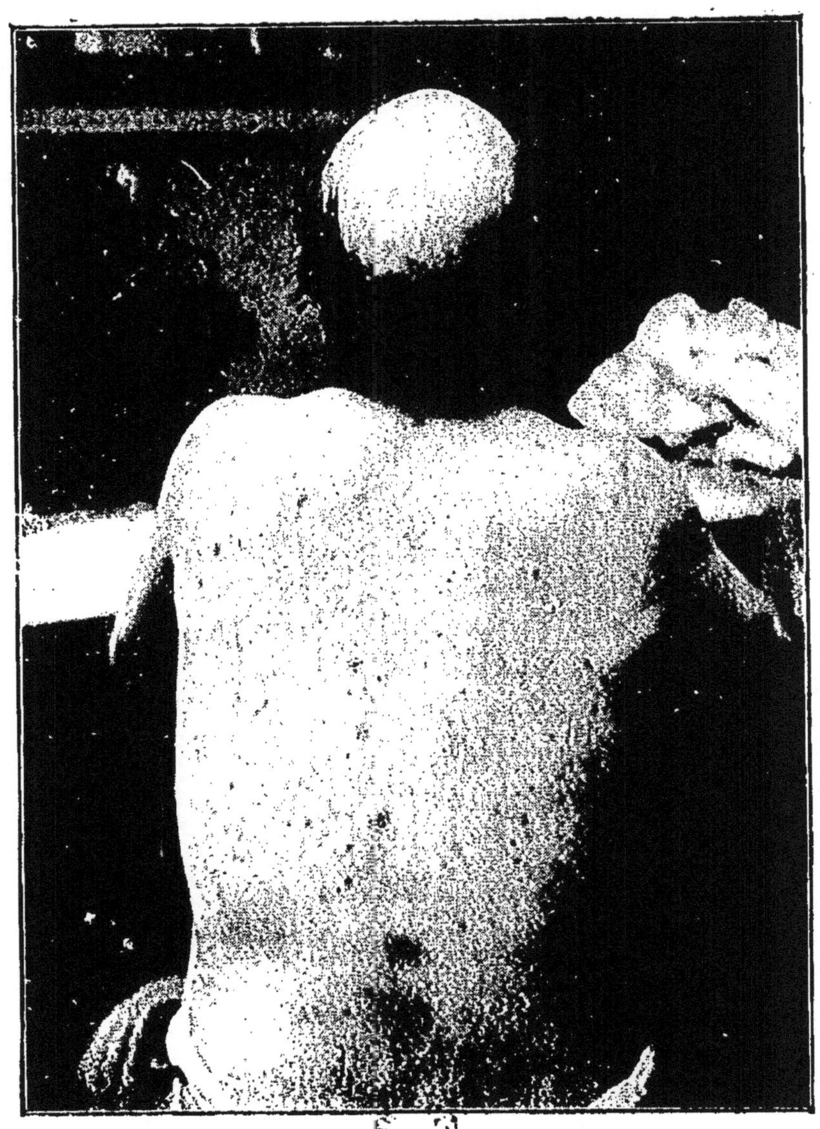

Fig. 7. — Observation XXXIII.
Même malade après quatre injections de benzo-bismuth.

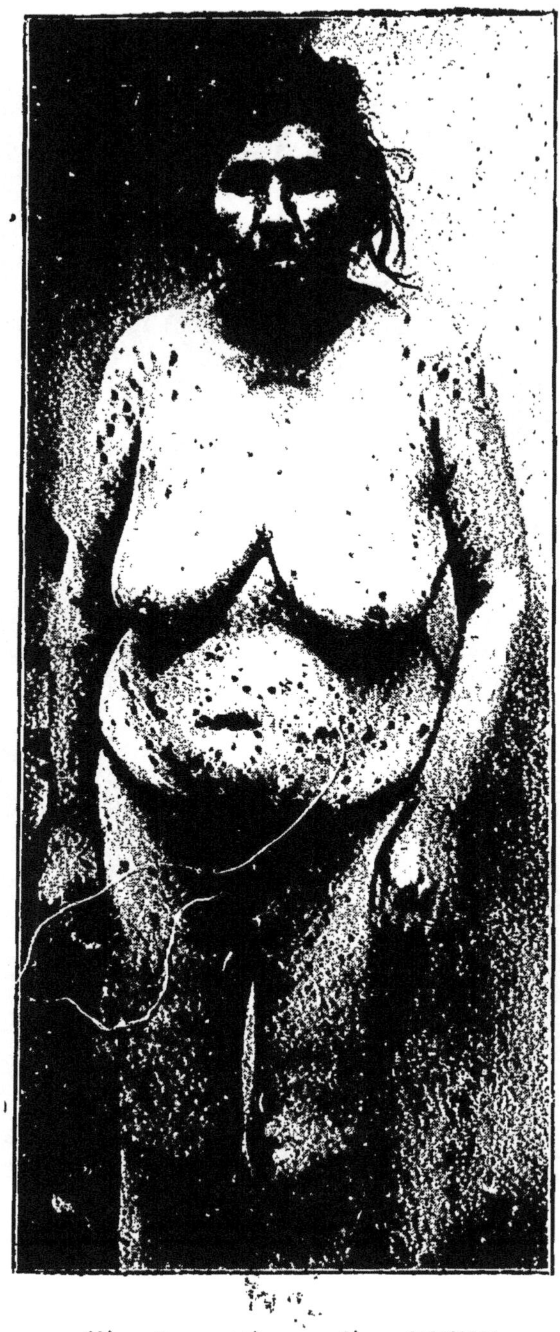

Fig. 8. — Observation XXXIV.
Syphilis des secondaires malignes généralisées.

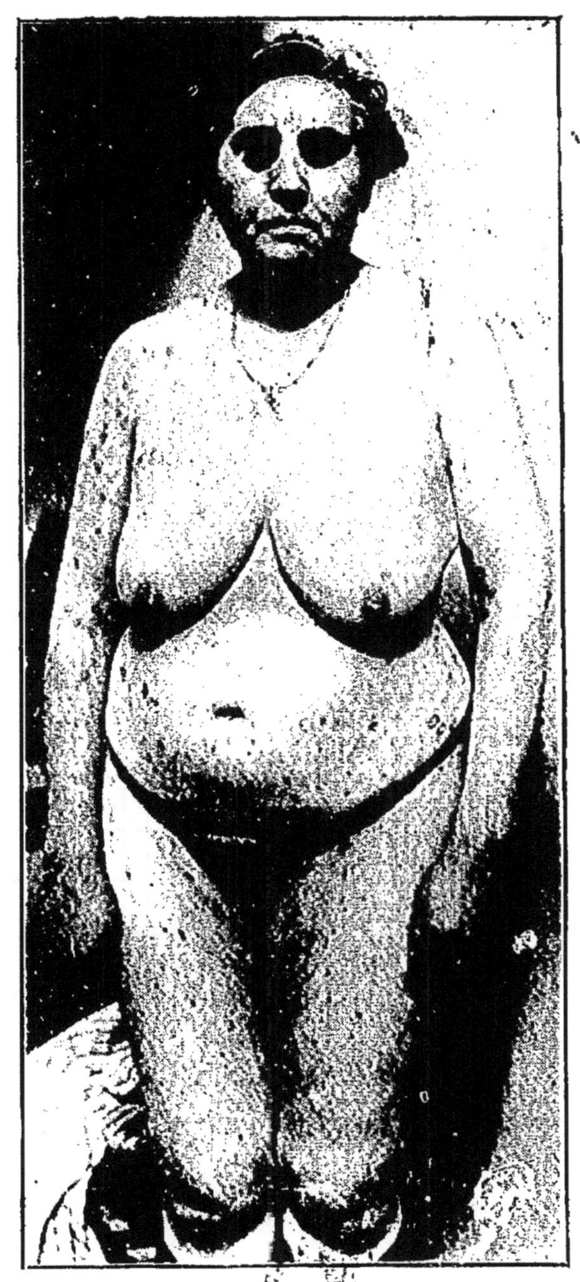

Fig. 9. — Observation XXXIV.
Même malade après dix injections intra-veineuses,
de benzo-bismuth.

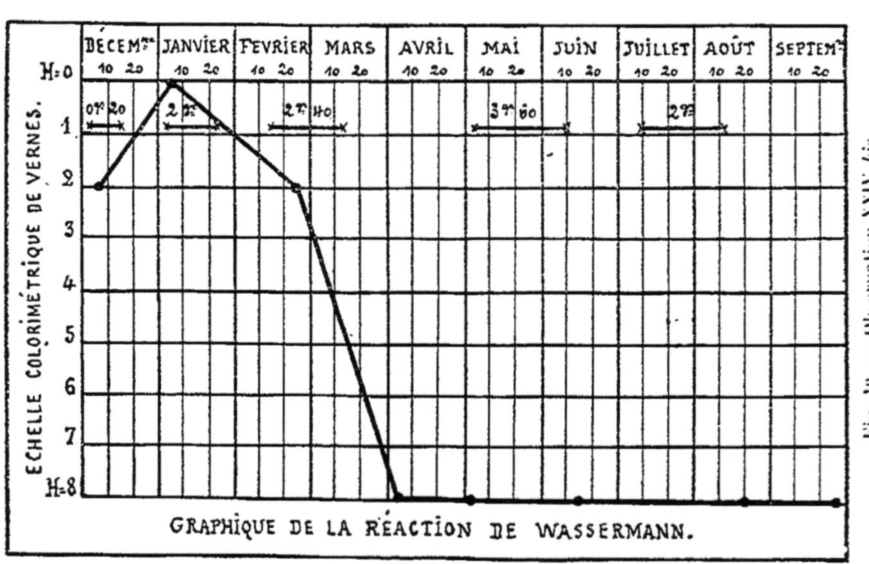

Fig. 10. — Observation XXIV bis

Traitement. — Du 15 mars au 8 mai 1922 15 injections intra-musculaires de benzo-bismuth (0 gr. 15 $\times$ 15 = 2 gr. 25).
Du 15 avril au 30 mai 20 injections (0 gr. 20 $\times$ 20 = 4 gr).

Résultats. — Dès la seconde injection l'éruption avait changé d'aspect; les éléments pustuleux s'étaient asséchés et affaissés, les éléments papuleux avaient pâli. Le chancre avait perdu son aspect inflammatoire.

A la 4e injection, les éléments pustuleux étaient complètement cicatrisés, les éléments surélevés étaient complètement affaissés; en somme l'éruption était cicatrisée; il n'en restait que des cicatrices pigmentaires (fig. 7).
Le chancre était épidermisé.

Depuis lors le malade n'a plus présenté aucun accident syphilitique.

OBSERVATION XXXIV (dossier 62-34)

J..., Anna, 46 ans (femme du malade, observation XXXIII).

16 mars 1922. Depuis quinze jours, la malade présente une éruption d'aspect analogue à celle présentée par son mari, mais encore plus sévère. La face, le cuir chevelu, le thorax (en avant et en arrière), l'abdomen, les quatre membres sont couverts d'éléments papuleux, érosifs, croûteux, pustuleux varioliformes. Aux cuisses on remarque des éléments à type spécifique plus net : éléments papuleux à collerettes (fig. 8).

Il y a deux mois, la malade aurait eu un chancre induré de la vulve.

Quinze jours avant l'apparition de l'éruption, la malade a présenté durant quelques jours un état infectieux avec forte fièvre. Actuellement encore la malade se plaint de céphalée et d'une grande courbature générale.

Traitement. — Du 17 mars au 15 mai 1922, vingt-quatre injections intra-veineuses de benzo-bismuth (0 gr. 10 $\times$ 24 = 2 gr. 40).
Du 20 au 30 mai cinq injections intra-musculaires (0 gr. 20 $\times$ 5 = 1 gr.).

Du 17 juillet au 23 août douze injections intra-musculaires (0 gr. 20 × 12 — 2 gr. 40).

Résultats. — L'éruption pâlit et sèche dès les premières injections intra-veineuses. Elle est cicarisée le 12 avril 1922 (fig. 9).

Le 22 avril, après quinze injections intra-veineuses, apparition d'une gomme volumineuse de la fesse droite, en imposant d'abord, par son aspect extérieur et sa réaction douloureuse, pour un abcès; elle est incisée, mais on ne trouve qu'un tissu bourbillonneux caractéristique.

Les jours suivants, les injections intra-veineuses étant continuées, on voit apparaître des éléments cutanés analogues à ceux de l'éruption qui a amené la malade à l'hôpital.

La malade est alors mise au traitement par voie *intra-musculaire.*

Le 25 mai, après 3 injections intra-musculaires, tout est cicatrisé.

Depuis aucun accident.

────

Cicatrisation d'accidents buccaux
arsénio-mercurio-résistants

OBSERVATION XLIV

N..., Georges, 47 ans.

Septembre 1920. Trois chancres sous-préputiaux. Adénite inguinale. Tréponèmes à l'ultra-microscope. Malade mis au traitement mixte : cyanure et novar intra-veineux. Cicatrisation des chancres, mais érythème, probablement d'origine arsenicale, et ictère au cours de la 1re série de novar.

Février-mars 1921 : 0 gr. 20 de cyanure. Mai 1921 : syphilides ulcéreuses de l'aile droite du nez. Traitement à l'iodure et au cyanure, puis au novar sous-cutané (4 gr. 35, du 25 juillet au 5 novembre 1921). A la fin de cette série d'injections de novar sous-cutané, apparition de plaques muqueuses des lèvres et de la face dorsale de la langue; l'examen à l'ultra-microscope révèle la présence de tréponèmes.

On associe au novar du sulfate de didyme, en alternant les injections. Amélioration mais non guérison des lésions buccales. Réapparition de l'érythème.

On cesse le novar et le didyme. Le malade est mis au traitement bismuthique.

Du 1ᵉʳ février au 10 mars 1922, douze injections intra-musculaires de dérivé benzo bismuth (0 gr. 20 × 12 = 2 gr. 40).

A la 3ᵉ injection, les lésions ont totalement disparu.

28 avril 1922. Réapparition des accidents buccaux. Reprise du traitement.

Du 28 avril au 26 mai, onze injections intra-musculaires (0 gr. 20 × 11 = 2 gr. 20).

A la 4ᵉ injection, les accidents buccaux avaient de nouveau disparu. Pas d'accident depuis.

Syphilis tertiaire

OBSERVATION XLV   (dossier 63-14)

C..., Raoul, 41 ans.

En 1914 : chancre; roséole; plaques muqueuses buccales. Malade traité à Saint-Louis par du benzoate
de mercure et de l'huile grise, puis par 12 injections
de 606.

Aucun traitement en 1915, 1916, 1917.

En 1918 : syphilides du front; accidents buccaux; étour-
dissements; dérobement des jambes. Malade traité à la
Santé par 12 injections de galyl; disparition des accidents.

19 janvier 1922. Le malade se présente à la consultation avec des syphilides du front et de la face, des
syphilides de la verge; de plus céphalée nocturne,
insomnies, douleurs gastriques. Réflexes normaux. Pas
de Romberg. Pas d'Argyll.

Traitement. — Du 21 janvier au 10 février 1922, dix
injections de benzo-bismuth (0 gr. 20 $\times$ 10 = 2 gr.).

Reprise du traitement le 7 mars; le malade disparaît
après la 5e injection.

Résultats. — Au cours de la 1re série, l'amélioration
très sensible des troubles subjectifs; cicatrisation des
accidents cutanés. Le malade qui ne présentait plus
d'accidents disparut après la 5e injection de la 2e série.

Wassermann. — 7 mars, W = II^3

Négativation d'un Wassermann résistant

OBSERVATION XLVIII   (dossier 48-01)

C..., Jeanne, 33 ans (voir graphique).

Syphilis depuis 16 ans. A cette époque, chancre de la
vulve; roséole; plaques muqueuses. Malade traitée
alors à Saint-Louis par des injections intra-musculai-

rès quotidiennes de mercure. Soignée pendant 2 ans.
Pas de traitement durant 12 ans.

Mars 1920 : la malade se plaint de nervosisme datant de quatre ans, avec troubles de la vue et de l'ouïe. Réflexes rotuliens très vifs. Ebauche de clonus du pied. Examen des yeux : inégalité pupillaire; réflexes conservés; décoloration légère des papilles. Pas de troubles de la musculature extrinsèque.

Mars 1920 : 0 gr. 20 de cyanure.

Juillet 1920 : 0 gr. 20 de cyanure.

Novembre 1920 : 5 gr. 40 de novar sous-cutané. En même temps injections de cyanure, suspendues à la onzième à cause de la stomatite.

30 avril 1921 : 4 gr. 25 de novar sous-cutané et 0 gr. 20 de cyanure, $W = H^3$

11 septembre 1921 : douleurs fulgurantes dans les membres inférieurs. Céphalée. Le malade est mis au novar intra-veineux (5 gr. 60).

27 février 1922. $W = H^0$

En raison de ce Wassermann négatif, malgré des traitements arsénio-mercuriels répétés, le malade est mis au traitement bismuthique.

Du 6 mars au 28 avril 1922, dix injections intra-musculaires de benzo-bismuth (0 gr. 20 $\times$ 10 $=$ 2 gr.).

Résultat. — 5 mai, $W = H^8$ (voir graphique fig. 15)

Discussion des Résultats obtenus
dans le Traitement
de la Syphilis secondaire

L'examen d'ensemble de nos trente observations de syphilis secondaire nous permet de faire les constatations suivantes.

Action sur la roséole. — La roséole pâlit en

général dès la seconde injection; elle a disparu, en moyenne, à la 3ᵉ ou 4ᵉ injection.

Action sur les accidents cutanés et muqueux. — Les plaques muqueuses, les syphilides de toutes espèces (papuleuses, circinées, hypertrophiques, érosives, etc.) sont cicatrisées vers la 4ᵉ ou 5ᵉ injection en général, c'est-à-dire vers le 8ᵉ ou 10ᵉ jour.

Action sur la réaction de Wassermann. — La réaction de Wassermann est influencée de façon constante. La réaction franchement positive au début du traitement, devient partiellement positive à la fin de la première série et, en général, négative vers la fin de la série, dans un délai total de 40 jours à 2 mois (voir figure 6, page 41).

L'observation XLVII relate le cas d'un malade qui présentait une réaction de Wassermann franchement positive (Hᵒ) le 27 février 1922, après plusieurs séries de novarsénobenzol et de cyanure. Dix injections intra-musculaires (dose totale=2 gr.) de benzo-bismuth ont suffi pour rendre franchement négative la réaction de Wassermann (5 mai 1922, W = Hᵟ).

Récidives d'accidents secondaires. — Parmi nos trente malades, trois ont présenté des récidives d'accidents secondaires (obs. XXVIII, XXXIV, XL).

Le malade de l'observation XXVIII était un malade très irrégulier. Le traitement commencé le 4 mars fut bien suivi (5 injections jusqu'au 18 mars), date où les accidents avaient disparu. Le malade, dès lors espaça de plus en plus les dates de ses injections. Le 10 mai, le malade n'avait reçu que cinq nouvelles injections en cinquante jours quand survinrent les syphilides scrotales et la roséole de

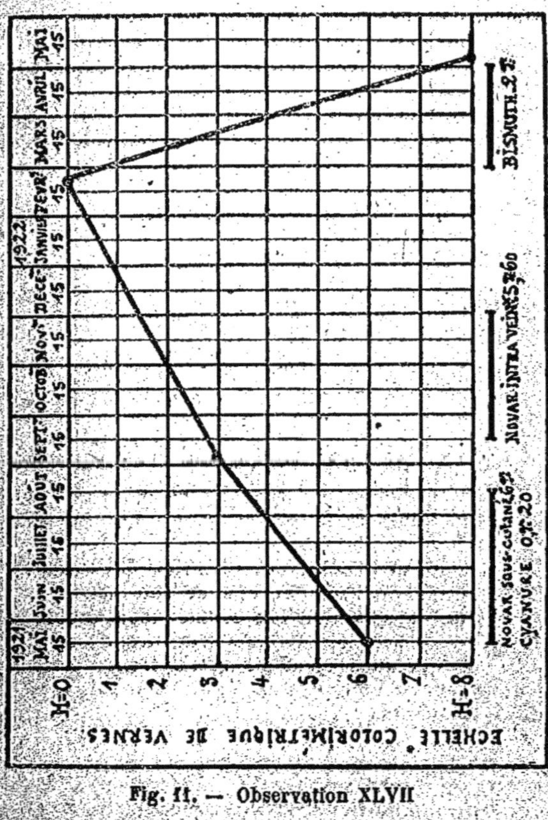
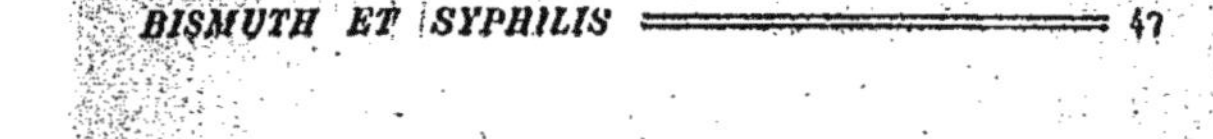

Fig. 11. — Observation XLVII

retour. Le malade redevient régulier et les accidents disparurent.

La malade de l'observation XXXIV, atteinte de syphilis maligne avait été traitée au début par des injections **intra-veineuses**. Les quelques éléments qui apparurent par la suite disparurent par injections intra-musculaires.

Le malade de l'observation XL présentait des lésions traitées par voie intra-veineuse avant l'apparition d'une roséole de retour. Les injections intra-masculaires firent cesser les accidents.

Ces deux observations confirment l'insuffisance du traitement par voie intra-veineuse.

Action sur la syphilis maligne. — Relevons trois cas de syphilis maligne précoce.

La malade de l'observation XIX présentait des lésions ulcéreuses de la main gauche qui se cicatrisèrent en quinze jours, au cours de la 1re série d'injections (fig. 8 et 9).

La malade de l'observation XXXIII présentait des élémente pustuleux varioliformes sur le tronc et la tête. Ces éléments séchèrent dès la 2e injection, et tout était cicatrisé à la 4e injection (fig. 7 et 8).

La malade de l'observation XXXIV présentait une éruption analogue à celle de son mari, le malade de l'observation précédente, mais encore plus grave. L'éruption mit trois semaines à disparaître et quelques éléments récidivèrent, mais nous avons vu qu'elle avait été traitée par voie intra-veineuse (fig. 6 et 7).

Action sur les accidents arsénio-mercurio-résistants. — Le malade de l'observation XXIV présentait, en janvier 1922, des accidents buccaux

qui avaient résisté au traitement arsénical et mer-
curiel. Il fut mis le 1er février au traitement par le
benzo-bismuth. A la 3e injection, les lésions avaient
totalement disparu. Réapparues le 28 avril, elles
disparurent à nouveau après quatre injections, et
cette fois pour ne plus réapparaître jusqu'à présent.

Tolérance rénale. — La malade de l'observation
XLIII avait présenté du subictère et de l'albuminurie massive au cours d'un traitement arsenical. Elle
put être mise au traitement par le benzo-bismuth
sans présenter de réaction au niveau de ses reins.

Stomatite bismuthique. — Sur trente malades
deux (obs. XXV, et XXX) ont présenté des réactions au niveau de la muqueuse buccale.

La malade de l'observation XXV a présenté au
cours du traitement des ulcérations au niveau des
molaires; mais des soins plus minutieux les ont
fait cicatriser, sans qu'il soit utile d'interrompre le
traitement.

La malade de l'observation XXX présentait, préalablement à tout traitement, de la stomatite tartrique; il s'en est suivi au cours du traitement une
légère réaction buccale qui n'a pas empêché de le
poursuivre.

Il s'agit somme toute, de réactions gingivales sans
grande importance.

**Malade traité successivement au trépol et
au benzo-bismuth.** — La malade de l'observation
XXVII, avait été mise au traitement par le trépol
le 30 octobre 1921 pour des accidents secondaires.
Ces accidents ont disparu à la 2e injection de trépol. Mais à la 4e injection les gencives sont deve-
nues douloureuses. Le 25 novembre, après la 6e
injection, on observe l'apparition de plaques mu-

queuses amygdaliennes. A la 9e injection la gingivite devient intense avec ulcération autour des dents de sagesse. Le traitement au trépol est suspendu.

Le 15 décembre, la stomatite ayant guéri, le traitement est repris mais cette fois au benzo-bismuth. On peut faire 17 injections, sans réaction buccale, ni accidents syphilitiques.

Au cours d'une seconde série d'injections de benzo-bismuth, la malade présente une réaction inflammatoire au pourtour des dents de sagesse et un peu de dysphagie. Mais ces symptômes disparaissent en 3 jours et le traitement est repris ensuite.

Cette observation montre que le benzo-bismuth a une tendance beaucoup moindre à provoquer de la stomatite que le tartro-bismuthate.

Syphilis tertiaire

Nous possédons deux observations de syphilis tertiaire.

Le malade de l'observation XLV présentait en janvier 1922 des syphilides du front et de la face, des syphilides de la verge, de la céphalée nocturne avec insomnies, des douleurs gastriques; sa syphilis datait de 1914. Tous les accidents ont disparu au cours d'une première série de dix injections de benzo-bismuth.

Le malade de l'observation XLIV présentait une gomme ulcérée du poignet en avril 1922. Il n'avait pas suivi de traitement depuis 3 ans. Sa gomme fut complètement cicatrisée à la 12e injection.

Conclusions

I. — Le bismuth a une action spécifique antisyphilitique qui peut être comparée à celle des arsénobenzènes et à celle du mercure.

II. — Les injections intra-musculaires de sels solubles, peu toxiques et non caustiques, constituent, en règle générale, une méthode d'élection.

a) On évite ainsi les phénomènes de choc que provoquent les injections intra-veineuses.

b) On évite les inconvénients des sels insolubles : accidents immédiats (embolies), complications locales (infiltration, enkystement, nodosités), accidents tardifs (libération subite dans l'organisme de doses accumulées du produit injecté).

c) L'action d'un produit injecté dans le tissu musculaire est plus lente, plus régulière, plus profonde que par voie intra-veineuse.

III. — Le dérivé benzoïque du bismuth additionné de sulfite, benzo-bismuth, produit soluble, non caustique, à faible toxicité, unit les avantages du bismuth à ceux de la méthode précitée.

IV. — Ce dérivé benzoïque sulfité a d'ailleurs fait ses preuves cliniques :

a) Les tréponèmes disparaissent en 24 à 48 heures des lésions ouvertes.

b) Les accidents primaires, secondaires et tertiaires sont rapidement cicatrisés.

c) La réaction de Wassermann reste négative ou le redevient.

d) La stomatite, inconvénient grave de la plupart des thérapeutiques bismuthiques, est pratiquement négligeable avec son emploi à doses moyennes.

Bibliographie

1. F. BALZER. — Expériences sur la toxicité du bismuth. Soc. de Biol., 27 juillet 1889.

2. R. SAUTON et ROBERT. — Ann. de l'Inst. Pasteur, Tome XXX, page 261.

3. SAZERAC et LEVADITI. — Traitement de la Syphilis par le bismuth C. R. Acad. des Sciences, T. CLXXII, page 1392, 1921.

4. SAZERAC et LEVADITI. — Traitement de la Syphilis par le bismuth. C. R. Acad. des Sciences, T. CLXXIII, page 338, 1921.

5. SAZERAC et LEVADITI. — C. R. Société de Biologie, T. LXXXV, page 182.

6. SAZERAC et LEVADITI. — Etude de l'action thérapeutique du bismuth sur la syphilis. Ann. de l'Inst. Pasteur, T. XXXVI, p. 1.

7. L. FOURNIER et GUÉNOT. — Traitement de la syphilis par le bismuth. Ann. de l'Inst. Pasteur, T. XXXVI, page 14.

8. L. FOURNIER et GUÉNOT. — C. R. Académie des Sciences, T. CLXXIII, page 674.

9. L. FOURNIER et GUÉNOT. — Action thérapeutique du bismuth en tant que corps simple dans la syphilis. Soc. de Biol., 13 mai 1922.

10. L. FOURNIER et GUÉNOT. — Traitement de la syphilis par le bismuth. Journ. de méd. et de chir. T. VIII, page 305, 10 mai 1922.

11. A. MARIE et FOURCADE. — Traitement des syphilis nerveuses par le tartro-bismuthate de soude et de potasse. Ann. de l'Inst. Pasteur, T. XXXVI, p. 34.

12. R. AZOULAY. — Stomatite bismuthique. Presse médicale, 15 février 1922.

13. EMERY et MORIN. — Le bismuth détrônera-t-il le mercure et l'arsenic? La Clinique, Janvier 1922.

14. R. AZOULAY. — Un cas de syphilis maligne traitée

    par l'iodo-bismuthate de quinine Bul. Soc. de dermat,. 1922, n° 2, page 57.

15. L. BROCQ. — Réflexions d'un praticien à propos du traitement de la syphilis. Presse Méd., 17 mai 1922.

16. E. JEANSELME, CHEVALIER, POMARET, etc.—Sur l'emploi du tartro-bismuthate soluble dans le traitement de la syphilis. Bul. de la Soc. de dermat., 1922, n° 1, p. 13.

17. MILIAN et PÉRIN. — Stomatite bismuthique. Bull. de la Soc. de dermat., 1922, n° 1, p. 7.

18. HUDELO et BORDET. — Stomatite bismuthique. Bul. de la Soc. de dermat., 1922, n° 1, p. 10.

19. M. CARLE. — A propos des traitements par les sels de bismuth. Bul. de la Soc. de dermat., 1922, n° 3, p. 113.

20. H. GRENET et H. DROUIN. — Sur un composé bismuthique de la série aromatique et son activité thérapeutique. Acad. des Sciences, 27 fév. 1922.

21. La revue L'HOPITAL. — Nos interviews : la syphilis, avril 1921.

22. H. GRENET, H. DROUIN et L. RICHON. — Sur l'emploi d'un composé bismuthique de la série aromatique en thérapeutique antisyphilitique. Acad. de Méd., 13 juin 1922.

23. P. BIANQUIS. — Du traitement de la syphilis par un dérivé benzoïque soluble du bismuth en injections intra-musculaires. Thèse de Paris, 1922.

Table des Matières

Imp. des Laboratoires Millot, 54, rue de la Bienfaisance, Paris

Imp. des Laboratoires Millot
54, rue de la Bienfaisance
PARIS